DU PAIN DE MUNITION.

DU

PAIN DE MUNITION

DISTRIBUÉ AUX TROUPES DES PUISSANCES EUROPÉENNES,

ET DE LA

COMPOSITION CHIMIQUE DU SON;

PAR M. POGGIALE,

Pharmacien en chef, professeur de chimie à l'École impériale de médecine et de pharmacie militaires, au Val-de-Grâce.

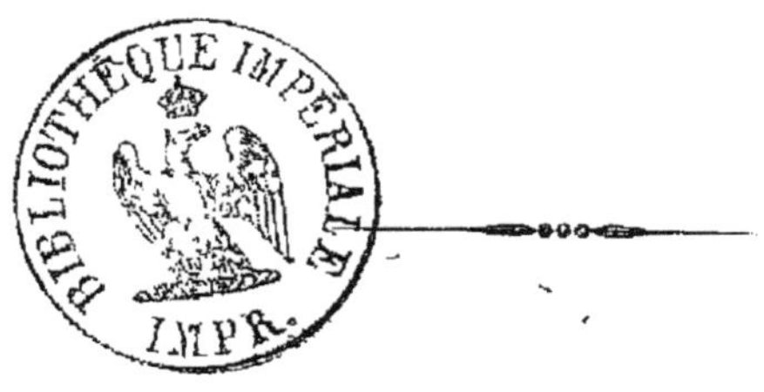

PARIS,

IMPRIMÉ PAR HENRI ET CHARLES NOBLET,

RUE SAINT-DOMINIQUE, 56.

1854

DU PAIN DE MUNITION

DISTRIBUÉ AUX TROUPES DES PUISSANCES EUROPÉENNES,

ET DE LA COMPOSITION CHIMIQUE DU SON;

PAR M. POGGIALE.

Vers la fin de l'année 1850, M. le général de Schramm, alors Ministre de la guerre, nomma une commission composée des généraux Oudinot, de Cramayel, Legendre, Reibell, Moreau; de MM. de Launay et Dagnan, intendants militaires; de M. Bégin, président du Conseil de santé des armées, et de M. Poggiale, afin d'examiner les résultats obtenus par le système de l'achat direct du pain confié aux ordinaires. La commission étudia consciencieusement toutes les questions posées par le Ministre; elle les examina sous le rapport hygiénique, économique, administratif, et au point de vue de la sécurité du pays; elle consacra plusieurs séances à la lecture des nombreux documents fournis par l'administration de la guerre, fit procéder par deux de ses membres à divers essais de panification, et me chargea particulièrement de l'analyse chimique du pain de munition distribué aux troupes des puissances européennes, du pain des hospices civils de Paris, des farines de munition et de celles du commerce. Enfin, après avoir résolu à l'unanimité de ses membres les questions qui lui avaient été adressées par le Ministre, elle déclara que le bien-être du soldat, les intérêts du trésor, le maintien de la discipline, et les nécessités de l'administration et du commandement, exigeaient le rétablissement immédiat du service manutentionnaire. Elle recommanda en même temps des améliorations importantes dans la fabrication du pain de munition et dans l'examen des produits des manutentions militaires. Les mesures proposées par la commission furent immédiatement adoptées par le Ministre, et elles ont déjà produit les meilleurs résultats.

J'ai continué et complété, depuis deux ans, des études qu'une circonstance fortuite m'avait fait entreprendre, et je prends la liberté de communiquer au Conseil de santé les résultats que j'ai obtenus; j'espère qu'il voudra bien les accueillir avec la bonté qu'il a daigné me témoigner si souvent.

Les partisans du système d'achat direct du pain par les ordinaires ayant reproché au pain de munition d'être bis, d'un gris terne, mal cuit, et chargé d'une quantité considérable d'eau, d'avoir un goût aigre et acide, et de contenir une proportion trop forte de son, la commission a dû préparer du pain avec la farine de munition, et examiner avec le plus grand soin les produits obtenus, sous le rapport de la fabrication, de la cuisson, de la saveur, de l'odeur, de la nuance, etc. Elle a dû également faire exécuter l'analyse chimique de ce pain, et, comparativement, de celui qui est distribué aux troupes des nations européennes, afin de déterminer leurs qualités nutritives.

ANALYSE DU PAIN.

L'analyse du pain présente de grandes difficultés; j'ai fait tous mes efforts pour les vaincre, soit en apportant beaucoup de soin dans mes recherches, soit en modifiant les méthodes connues qui me semblent défectueuses.

Vogel déterminait la composition du pain par le procédé suivant: il faisait digérer 100 grammes de cet aliment desséché et réduit en poudre dans l'eau froide, et il obtenait par l'évaporation de la liqueur la dextrine et le glucose. Ces deux produits étaient séparés par l'alcool bouillant, qui ne dissout que le glucose.

Le résidu de l'opération précédente était traité plusieurs fois par l'eau bouillante, et, en faisant évaporer les liqueurs, on obtenait l'amidon. La matière insoluble dans l'eau était le gluten.

Ce procédé présente de graves inconvénients. Je me suis assuré, en effet, que le gluten retient de l'amidon même en le soumettant huit ou dix fois à l'action de l'eau bouillante. D'un autre côté, les matières albuminoïdes qui constituent le résidu insoluble se dissolvent en partie sous l'influence prolongée de l'eau bouillante. J'ai donc dû renoncer à ce procédé, et voici celui que j'ai employé dans mes premières analyses.

J'ai déterminé le poids des substances inorganiques, en calcinant dans un creuset de platine une quantité connue de pain, et en pesant le résidu qui était ordinairement formé de carbonate de chaux et de magnésie, de sulfate de chaux, de carbonate de potasse, d'acide silicique, d'oxyde de fer, d'alumine et de chlorures.

La quantité d'eau a été dosée, en desséchant 50 grammes de pain dans une étuve à courant d'air, chauffée à 120°. La matière était pesée jusqu'à ce que son poids restât constant. Malheureusement, cette détermination n'a pu se faire exactement pour la plupart des pains étrangers, qui étaient, en grande partie, desséchés lorsqu'on les a analysés.

Le dosage des matières grasses a été exécuté en traitant le pain, parfaitement desséché, par l'éther rectifié dans un appareil à déplacement.

Pour avoir la proportion de gluten ou de matières azotées, on a fait digérer, à 60° au bain-marie, le pain desséché avec la diastase, afin de détruire tout l'amidon; on a recueilli le gluten sur une toile, et, après plusieurs lavages, on l'a séché. On a obtenu ainsi une substance insoluble dans l'eau, légèrement élastique, translucide, cassante, soluble dans la potasse et dans l'acide azotique. On a remarqué que le gluten provenant du pain de froment était d'un blanc grisâtre, tandis que le gluten fourni par le pain de seigle et de méteil avait une couleur brune et une odeur particulière. On a séparé quelquefois par l'action de l'acide acétique le gluten de la fibrine et de l'albumine végétales; mais cette séparation, n'offrant aucun intérêt pratique, n'a pas été opérée dans toutes les analyses. Dans un grand nombre d'expériences, la proportion des matières azotées a été calculée d'après la quantité d'azote qu'elles contiennent.

Quant à l'amidon, on l'a dosé à l'état de sucre par le tartrate de cuivre potassique. On aurait pu d'ailleurs en déterminer la proportion par différence.

Dans une autre expérience, j'ai obtenu la quantité de glucose et de dextrine, en faisant macérer dans l'eau le pain réduit en poudre. La liqueur ainsi obtenue ne renfermait que des traces d'albumine. J'ai dosé la quantité de sucre par le tartrate de cuivre et de potasse. Le son a été recueilli sur un tamis à mailles serrées. Je ferai connaître plus loin les motifs qui m'ont engagé à le doser sous cet état, au lieu de le traiter par les acides, les alcalis, l'eau, etc., pour avoir la cellulose.

Le procédé que j'ai employé a fourni, pour les différents pains soumis à l'analyse, les résultats suivants.

Pain de munition de Belgique.

La croûte de ce pain est brune et épaisse, la mie est compacte, d'un brun grisâtre, n'est pas élastique, renferme beaucoup de son, et a une saveur de pain de froment.

Le pain de munition de Belgique est composé de farine de froment; on n'en extrait pas le son. Le poids de chaque ration est de 7 hectogrammes.

Ce pain était composé, au moment où je l'ai examiné, de :

Eau	31,10
Sucre	1,20
Dextrine	1,15
Amidon	43,87
Matières azotées	8,83
— grasses	1,00
Son lavé à l'eau froide	11,30
Matières fixes	1,40
Perte	0,15
	100,00

Pain de munition des Pays-Bas.

Ce pain, qui, comme le précédent, contient beaucoup de son, est d'un brun rougeâtre à l'extérieur. Il est peu levé, pesant, compacte, et a une saveur légèrement acide. Il est confectionné avec la farine de froment.

Il présente la composition suivante :

Eau	32,00
Sucre	1,10
Dextrine	4,66
Amidon	40,10
Matières azotées	8,75
— grasses	0,95
Son lavé a l'eau froide	11,20
Matières fixes	1,04
Perte	0,20
	100,00

Pain de munition du grand-duché de Bade.

La croûte est épaisse et brûlée. La mie est compacte, brune, légèrement acide, et présente le goût du seigle. Ce pain contient très-peu de son.

Il est composé de :

Eau	33,45
Sucre	1,03
Dextrine	5,32
A reporter	39,80

Report....	39 80
Amidon....................	45,10
Matières azotées....................	8,83
— grasses....................	1,02
Son lavé à l'eau froide....................	4,13
Matières fixes....................	0,95
Perte....................	0,17
	100,00

Pain de munition de Prusse.

Il pèse 2 kilogrammes 621 grammes, et la ration journalière est de 866 grammes. Ce pain est allongé et arrondi aux deux extrémités; il a 24 centimètres de longueur et 16 de largeur. Il est très-lourd, très-brun, très-compacte, et a une saveur acide désagréable. Il est composé de seigle pur sans aucune extraction de son.

L'analyse a fourni les résultats suivants.

Eau....................	35,39
Sucre....................	1,09
Dextrine....................	4,21
Amidon....................	37,30
Matières azotees....................	4,85
— grasses....................	1,25
Son lavé à l'eau froide....................	14,65
Matières salines....................	1,12
Perte....................	0,14
	100,00

Pain de munition de Francfort.

Ce pain, qui est composé de seigle et de froment, est mieux levé que le précédent. Sa saveur est agréable, mais légèrement acide. La croûte est d'un brun-rougeâtre et lisse, la mie a une nuance grisâtre. On y remarque beaucoup d'yeux, mais très petits, caractère qui sert à distinguer le pain de seigle du pain de froment, dont les yeux sont larges lorsqu'il a été bien préparé.

100 parties de ce pain contiennent :

Eau	29 13
Sucre	1 09
Dextrine	5,45
Amidon	54,32
Matières azotées	6,24
— grasses	0 81
Son lavé à l'eau froide	1,39
Matières salines	1.31
Perte	0,26
	100,00

Pain de munition de Bavière.

Ce pain a une saveur agréable, est assez bien levé, bien cuit, et présente un nombre considérable de petits yeux. Sa croûte est rougeâtre et lisse. Il contient très-peu de son. On assure qu'il est préparé avec un mélange de seigle et de froment.

Il est composé de :

Eau	30,21
Sucre	0,93
Dextrine	5,62
Amidon	53,67
Matières azotées	6,27
— grasses	1,20
Son lavé à l'eau froide	0,47
Matières salines	1,35
Perte	0,28
	100,00

Pain de munition de Stutgard.

Il est bien levé et a une odeur et une saveur agréables. La croûte est épaisse et un peu brûlée. Les yeux sont assez grands.

On l'a trouvé composé de :

Eau	34,35
Sucre	1,39
Dextrine	6,11
Amidon	46,04
Matières azotées	8,42
— grasses	0,92
Son lavé à l'eau froide	1,17
A reporter	98,40

Report. . ..	98,40
Matières salines.	1,37
Perte.	0 23
	100,00

Il résulte des documents fournis par l'administration de la guerre, qu'en Espagne le pain est composé de froment avec extraction de son de 14 pour 100, et qu'en Sardaigne il est également confectionné avec la farine de froment, mais avec extraction de 6 pour 100 de son seulement.

Le pain d'Autriche passe pour être fabriqué avec des farines de pur froment blutées à 15 pour 100. Cependant, d'après l'examen des échantillons reçus, ce pain est compacte, mal levé, humide, et il a tous les caractères d'un pain fait avec des farines du commerce de qualité inférieure, mélangées même probablement de seigle.

Pain de munition français.

Le pain soumis à l'analyse a été préparé à l'Ecole-Militaire avec la farine de munition blutée à 15 pour 100, et par les moyens ordinaires, sous la direction de deux membres de la commission. Ce pain a une couleur jaunâtre, une odeur et une saveur agréables. La croûte est bien cuite, unie et adhérente à la mie, qui, pétrie entre les doigts, ne s'y attache pas. Ce pain est bien levé, d'une élasticité convenable, se gonfle dans l'eau et se dessèche parfaitement au contact de l'air chaud. La mie est d'un blanc-jaunâtre, spongieuse, parsemée de trous d'une forme inégale, et se relève, lorsqu'on l'a pressée. Il est facile de reconnaître, aux signes que je viens d'indiquer, la supériorité incontestable du pain de munition français sur les pains étrangers.

L'analyse a d'ailleurs fourni les résultats suivants :

Eau.	34,17
Sucre.	1,03
Dextrine.	3,09
A reporter.	38,29

Report...	38,29
Amidon......................	44,50
Matières azotées.....	8,95
— grasses..	0,70
Son lavé à l'eau froide................	6,07
Matières salines....................	1,39
Perte..............................	0,10
	100,00

Ce pain n'a été analysé que trente-six heures après sa préparation.

Dans certaines places de guerre, telles que Toulouse, Aix, Alençon, etc., où le blé est d'une qualité supérieure et où les opérations de la panification sont peut-être plus soignées, on prépare du pain de munition meilleur que celui de Paris (1), et qui se rapproche du pain blanc de la boulangerie civile. Cependant, dans d'autres places de guerre, notre pain de munition laisse à désirer. Cela tient particulièrement à la nature et à la conservation des blés, aux proportions d'eau trop considérables qu'on ajoute à la pâte, au pétrissage, et à la cuisson.

Si l'on compare entre elles les analyses que je viens de rapporter, on remarque que le maximum de matières azotées (gluten et matière albumineuse) est de 8,95 pour 100, et le minimum de 4,85. C'est le pain français qui contient le plus de gluten, et, comme on devait s'y attendre, celui de Prusse en renferme le moins. Notre pain de munition est d'ailleurs supérieur aux autres pains par l'aspect, la saveur, la cuisson, et même la nuance. Il faut remarquer, en outre, que les pains étrangers, fabriqués depuis longtemps déjà, étaient en grande partie desséchés lorsqu'on les a analysés.

Cette circonstance m'a engagé, du reste, à déterminer, depuis, la richesse nutritive de ces différents pains par le dosage de l'azote.

Dans plusieurs expériences, le pain, étant dessé-

(1) Le pain que l'on prépare maintenant à la manutention de Paris est d'excellente qualité; il est généralement supérieur au pain fourni par les autres manutentions.

ché à 120°, a été brûlé dans un tube, et on a reçu les produits de la combustion dans une éprouvette graduée contenant une solution concentrée de potasse, afin de séparer l'acide carbonique de l'azote. Au lieu d'un tube en verre, j'ai fait usage d'un long tube en cuivre qui rend l'opération plus commode et plus sûre. On a introduit dans le tube une quantité suffisante de bi-carbonate de soude pour enlever l'air contenu dans l'appareil, et, lorsque la combustion était terminée, pour entraîner tout l'azote dans l'éprouvette. J'ai pris, du reste, la précaution de refroidir les deux extrémités du tube en cuivre, afin d'empêcher l'altération des bouchons.

Le volume de l'azote, ramené à la température de 0° et à la pression barométrique de 760 millimètres, a permis de déterminer son poids.

La séparation de l'azote par le procédé que je viens d'indiquer, présentant l'inconvénient de fournir plus de gaz que n'en renferme la substance azotée, et le dosage exact des matières azotées contenues dans le pain offrant le plus haut intérêt, j'ai cru devoir déterminer la proportion d'azote par l'excellente méthode de M. Peligot. On sait qu'elle consiste à doser l'azote en faisant arriver l'ammoniaque qui provient de la combustion de la matière azotée dans l'appareil condensateur à boules de M. Liebig, contenant un volume connu d'acide sulfurique titré. On reconnaît ensuite, par une dissolution mesurée de sucrate de chaux, la quantité d'ammoniaque, et par conséquent celle de l'azote.

Cent centimètres cubes d'acide sulfurique normal (formé de 61,250 d'acide pur et d'eau pour faire un litre) équivalent à 2 grammes 120 d'ammoniaque, ou à 1 gramme 750 d'azote. Le titre de la liqueur alcaline doit être déterminé d'une manière exacte avec l'acide sulfurique titré.

Je vais indiquer, dans le tableau qui suit, les résultats moyens de mes analyses, dont plusieurs ont été répétées dernièrement. Ce même tableau donne le classement des pains distribués aux soldats des puissances européennes d'après la quantité de matières azotées et d'azote qu'ils contiennent.

PROVENANCE.	100 DE PAIN DESSÉCHÉS A 120° CONTIENNENT:	
	Azote.	Matières azotées calculées.
	gr. c.	gr. c.
Pain de munition de la Manutention de Paris	2 26	14 69
Pain de munition du Grand-Duché de Bade.	2 24	14 56
Id. du Piémont	2 19	14 23
Id. de Belgique	2 08	13 52
Id. de Hollande	2 07	13 45
Id. de Stutgard	2 06	13 39
Id. d'Autriche	1 58	10 27
Id. d'Espagne (1)	1 57	10 20
Id. de Francfort	1 44	9 36
Id. de Bavière	1 32	8 73
Id. de Prusse	1 12	7 28

La proportion de substance azotée a été calculée en multipliant par 6,5 le poids de l'azote obtenu.

Comme on le voit, je me suis attaché, dans mes analyses, à déterminer particulièrement la proportion de gluten et d'azote; en effet, il est admis aujourd'hui par les chimistes et les physiologistes, que la quantité de matière azotée fait connaître la propriété nutritive du pain et de la farine. Cependant il faut tenir compte, pour le pain, de sa fabrication; mais on peut dire d'une manière absolue que les farines les plus riches en gluten sont celles qui conviennent le mieux à la nourriture de l'homme. Les différences que présentent entre elles les farines de blé, de seigle, d'avoine, etc., proviennent de la quantité et peut-être de la nature du gluten, qui offre des différences considérables dans sa composition, et dans la proportion des éléments qui le composent.

(1) Le pain d'Espagne est fabriqué, depuis quelque temps, avec des farines de meilleure qualité.

Il devenait intéressant, après les expériences qui précèdent, de reconnaître la proportion de gluten et d'azote du pain de première et de deuxième qualité de la boulangerie civile, de celui des hospices de Paris, et des farines commerciales.

M. Berger, syndic de la boulangerie de Paris, dont les connaissances pratiques m'ont été si souvent utiles, a bien voulu me procurer les échantillons de pains et de farine nécessaires à mes recherches.

Voici quelques uns des résultats que j'ai obtenus :

Pain de gruau desséché à 120°.

1re analyse..	Matières azotées......	14,82	pour 100.
	Azote...............	2,28	—
2e analyse...	Matières azotées......	14,75	—
	Azote............. ..	2,27	—

Pain de première qualité desséché à 120°.

1re analyse..	Matières azotées......	14,82	pour 100.
	Azote..............	2,28	—
2e analyse..	Matières azotées......	14,82	—
	Azote...............	2,28	—

Pain de deuxième qualité desséché à 120°.

1re analyse..	Matières azotées......	12,09	pour 100.
	Azote...............	1,86	—
2e analyse..	Matières azotées......	12,09	—
	Azote...............	1,86	—

Pain de deuxième qualité des hospices de Paris desséché à 120°.

Matières azotées.......	12,31	pour 100.
Azote................	1,89	—

Farine de première qualité desséchée à 120°.

Matières azotées.......	14,82	pour 100
Azote............. ..	2,28	—

Farine de deuxième qualité desséchée à 120°.

Matières azotées.......	11,96	pour 100.
Azote................	1,84	—

Farine de munition blutée à 15 pour 100, de la Manutention de Paris, desséchée à 120°.

1re analyse..	Matières azotées......	12 69	pour 100.
	Azote..............	1,95	—
2e analyse..	Matières azotées......	12,69	—
	Azote..............	1.95	—
3e analyse..	Matières azotées......	12,54	—
	Azote..............	1,93	—

Il résulte des analyses qui précèdent, que le pain et la farine de munition contiennent moins de matières azotées que le pain et la farine de première qualité, et qu'ils en renferment plus que le pain et la farine de deuxième qualité. M. Payen avait d'ailleurs obtenu, avant moi, les mêmes résultats, en opérant sur les farines seulement; il en avait conclu que la farine de munition possède des qualités nutritives supérieures aux farines de deuxième qualité. En effet, celles-ci ne renferment pas, comme la farine de munition, toutes les parties du blé ; elles se préparent avec les produits inférieurs obtenus après la séparation des gruaux et de la fleur de farine. Cette opinion, qui repose sur des analyses chimiques incontestables, est d'ailleurs confirmée par les praticiens les plus recommandables, parmi lesquels on doit citer, en première ligne, MM. Berger et Doisneau, syndics de la boulangerie de Paris. Cependant, il est juste d'ajouter que le pain de munition contient une faible proportion de matière azotée qui, d'après mes expériences, n'est pas assimilable.

Diverses commissions, composées d'hommes spéciaux et indépendants, ont reconnu que le pain fabriqué avec de bonnes farines de munition a des qualités nutritives supérieures à celles du pain de deuxième qualité de la boulangerie civile. Les adversaires du pain de munition lui reprochent, à tort selon moi, d'être moins nutritif que le pain blanc de deuxième qualité, et la théorie chimique de la composition des aliments n'admet pas, comme ils le pensent, que 630 grammes de pain blanc soient l'équivalent de 750 grammes de pain de munition. Cette opinion a été soutenue particulièrement par la commission nommée, en 1850, sous l'administration de M. le général de Schramm. Cependant, pour avoir un bon pain, l'administration de la guerre devra diminuer encore la proportion de son de 4 à 5 pour 100 (1).

COMPOSITION CHIMIQUE DU SON.

Depuis plusieurs années, les hommes de science et les praticiens se sont vivement préoccupés de la composition, de la valeur nutritive du son, et du rôle qu'il joue dans la panification. On sait que ce produit est considéré par les uns comme une substance essentiellement alimentaire, plus riche en gluten que le blé, et par les autres comme un élément très-nuisible. Ceux-ci lui reprochent particulièrement d'absorber et de retenir une proportion considérable d'eau, d'exiger des levains très-forts, de donner au pain une nuance brune et une saveur acide, d'être un obstacle à sa conservation, de favoriser la formation des sporules de diverses espèces de champignons, et enfin d'être sans profit pour l'alimentation de l'homme.

Le son renfermant trois fois plus de matières grasses que la farine, M. Péligot soutient qu'il est impossible de fabriquer du pain d'un goût et d'un aspect agréables, si la proportion de matière grasse contenue dans la farine dépasse 1 pour 100 de son poids. Suivant lui, la nuance grisâtre du pain bis, et la propriété qu'il a de retenir une quantité considé-

(1) Depuis la publication de ce travail, les farines provenant de blé tendre employées pour la fabrication du pain de troupe, sont blutées au taux d'extraction de 20 kilogrammes de son pour 100 kilogrammes de farine brute (Décret du 15 août 1853).

rable d'eau, sont dus beaucoup moins à la cellulose qu'à la matière grasse.

Souvent consulté sur ces questions si importantes, j'ai éprouvé un véritable embarras pour y répondre ; j'ai donc cru devoir soumettre à l'autorité de l'expérience les assertions contradictoires que des hommes distingués du reste ont tour à tour avancées.

La quantité de gluten et d'amidon renfermée dans le son est-elle aussi élevée qu'on l'a admis dans ces derniers temps? Doit-on considérer comme substance alimentaire tout ce qui lui est enlevé par les acides, les alcalis et les dissolvants qu'on emploie pour avoir la cellulose pure? Peut-on, sans inconvénients, laisser dans le pain tout le son contenu dans la farine? Telles sont les questions que j'ai dû étudier, afin de pouvoir fournir les renseignements qui m'étaient demandés.

Généralement, on détermine la proportion de cellulose contenue dans le son ou dans le blé en les traitant successivement par les acides et les alcalis étendus, l'eau bouillante, l'alcool et l'éther. Analysé par cette méthode, le son provenant de la farine de munition blutée à 15 pour 100 a fourni les résultats suivants :

Eau	12 65
Substances solubles dans l'eau bouillante	30,82
Substances solubles dans l'acide chlorhydrique étendu de vingt fois son poids d'eau	34 37
Substances solubles dans une solution de potasse contenant 10 pour 100 d'alcali	12,74
Cellulose résistante	9,42
	100,00

En soumettant le son à plusieurs traitements par les acides et par les alcalis, la proportion de cellulose résistante n'a été que de 5,73 pour 100, au lieu de 9,42, et, en faisant usage de dissolutions concentrées, le résidu ne s'élevait plus qu'à 4,53; mais alors la cellulose paraissait attaquée. Du reste, le son prend une couleur très-brune, même lorsqu'on fait usage de solutions étendues.

Le son ne laissant, par l'action de ces dissolvants,

que 5,73 pour 100 de cellulose, on admet qu'il est très-riche en substances nutritives et panifiables, et que la perte qu'il éprouve représente la proportion de matière alimentaire. Cette conséquence ne me semble pas fondée, par la raison que la cellulose peu agrégée, comme celle qui se trouve à l'intérieur du grain, est dissoute, ainsi que je m'en suis assuré, par les alcalis et les acides, et que l'eau elle-même la désagrège facilement, lorsque son organisation n'est pas avancée. Le ligneux du son contient, en outre, d'autres substances qui ne sont pas alimentaires, telles que les matières colorantes, extractives, résineuses, gommeuses, etc., et qui pourtant sont dissoutes dans la séparation de la cellulose.

Les recherches auxquelles je me suis livré me permettent d'annoncer que la proportion de matière non assimilable contenue dans le son est très-considérable, ainsi qu'on pourra s'en convaincre en répétant les essais suivants :

A. On a introduit 20 grammes de son provenant de la farine de munition blutée à 15 pour 100, dans un ballon de verre de la capacité de 2 litres ; on y a ajouté 1000 grammes d'eau : on a fait bouillir le mélange pendant quelques minutes, on a laissé refroidir, on y a encore ajouté un gramme de diastase, et on a prolongé le contact, à la température de 60°, jusqu'à ce que la liqueur cessât de se colorer en bleu ou en violet par une solution aqueuse d'iode. Le résidu, examiné au microscope, ne présentait plus que des cellules, les unes blanches, les autres plus ou moins brunes, et un nombre assez considérable de globules graisseux, arrondis, diaphanes, à bords obscurs, de volumes divers, et solubles dans l'éther. Les grains d'amidon avaient complètement disparu.

20 grammes de son ont fourni, par l'action de la diastase, les résultats suivants :

Eau	2,55
Glucose	6,26
Résidu insoluble	11,19
	20 00

La quantité de glucose obtenue par l'action de la diastase donne d'une manière exacte la proportion d'amidon et de dextrine, ainsi que le glucose contenu dans le son ; le résidu est évidemment formé de ligneux, de matière grasse, de matière azotée, et de sels. En défalquant du chiffre obtenu la matière azotée, la matière grasse et les sels dont le poids a été déterminé par des expériences directes, on trouve que le son contient environ 35 pour 100 de ligneux.

B. J'ai dosé la matière azotée contenue dans le même son, en employant la méthode de M. Péligot, et trois analyses ont donné en moyenne :

Azote.......... ..	2,062	pour 100 de son.
Matieres azotées ..	13,403	—

Mais tout l'azote n'est pas fourni par une matière azotée assimilable, comme le démontrent les expériences suivantes.

C. On a nourri un chien, pendant plusieurs jours, avec un mélange de bouillon et de son; on a recueilli les excréments qui étaient presque entièrement composés de son, et on a séparé aisément ce produit, en les lavant au-dessus d'un tamis de soie. Puis, on l'a fait bouillir successivement dans l'eau, l'alcool et l'éther, pour qu'il ne conservât aucune substance étrangère, et enfin on l'a desséché à 120°.

Ce son, soumis à l'analyse, a fourni :

Azote.....................	1,123	pour 100.
Matière azotée non assimilable.	7,299	

Dans une autre expérience, on a analysé du son qui avait été donné successivement à deux chiens, et les chiffres fournis par l'analyse ont été absolument identiques. Le même son ayant déjà traversé le tube digestif des deux chiens, a été donné à un poulet, et la quantité d'azote n'a pas changé.

Ces résultats sont décisifs, et ils montrent bien qu'il existe dans le son une matière azotée non assimilable, dont la proportion s'élève à 3,516 pour 100, et une substance azotée assimilable dont le poids est de 9,877 pour 100.

Ce résultat n'offre rien d'extraordinaire. En effet, si la valeur nutritive des aliments croît d'une manière générale avec la proportion des matières azotées qu'ils contiennent, il faut bien admettre aussi que toutes les matières azotées ne peuvent pas être considérées comme nutritives pour l'homme. Ainsi, la paille de froment, de seigle, d'orge, d'avoine, de pois, les balles de froment, plusieurs espèces de feuilles, le bois, etc., contiennent, d'après les expériences de MM. Payen et Boussingault, depuis 2 jusqu'à 17 pour 1,000 d'azote, et personne, je pense, n'a soutenu que ces substances fussent alimentaires pour l'homme et pour tous les animaux. Elles sont, comme la partie ligneuse du son, réfractaires à l'action des organes digestifs de certaines espèces animales.

D. Si l'on sépare, à l'aide de la diastase, les substances amilacées du son, et qu'après avoir lavé le résidu on le traite par l'acide chlorhydrique étendu, on remarque que cent parties donnent, par une ébullition suffisamment prolongée :

Glucose........................... 19,563

Or, ce sucre ne peut être produit que par la cellulose transformée par l'action de l'acide chlorhydrique.

Je suis même parvenu, en employant des liqueurs acides successivement plus concentrées, à séparer d'une manière assez exacte d'abord la dextrine et l'amidon, et puis à former du glucose avec la portion de cellulose contenue dans le son, qui seule peut donner du sucre. Ainsi, en faisant bouillir pendant quelques minutes 25 grammes de son avec un mélange de 300 grammes d'eau et de 7 grammes d'acide chlorhydrique fumant, la cellulose est à peine attaquée, tandis que l'amidon et le sucre sont convertis en glucose.

E. On a fait bouillir pendant quelques minutes le son, préalablement soumis à l'action des organes digestifs des chiens et des poulets, avec une eau acidule composée de 15 parties d'eau distillée et de 1 partie d'acide chlorhydrique fumant; on a lavé le résidu, et on a dosé le glucose contenu dans la liqueur filtrée par le tartrate de cuivre et de potasse. 100 parties de ce son ont perdu 40,501 de leur poids, et ont fourni :

Glucose.......................... 21,358

Le résidu de l'opération précédente a été traité à chaud par une solution de potasse contenant 10 pour 100 de cet alcali, qui a diminué son poids de 37,552 pour 100.

Après ces deux traitements, on a obtenu sur le filtre une matière d'un blanc jaunâtre, se colorant encore par la potasse et par l'acide chlorhydrique, et dont la proportion était de 21,947 pour 100.

Il résulte nettement de cette expérience, que je considère comme très-importante, que le son qui n'est pas *digéré contiendrait encore 80 pour 100 de matière alimentaire,* si l'on admettait que les substances dissoutes par les acides et les alcalis étendus sont assimilables.

F. On a donné à un chien, pendant quatre jours, un mélange de bouillon et de 56 grammes de son desséché et dépouillé des matières amilacées par la diastase; on a soigneusement recueilli les excréments, et, par des lavages réitérés sur un tamis de soie, on a séparé le son de quelques substances qui l'accompagnaient. Le résidu, desséché ensuite à 120°, pesait 42 grammes 53 centigrammes. Il n'avait donc perdu, par l'acte de la digestion, qu'environ 13 grammes, composés de gluten et de matière grasse, et il renfermait encore de l'azote.

Cette expérience, répétée avec 100 grammes de son ordinaire, a donné approximativement les mêmes résultats.

G. On a traité 10 grammes de son, préalablement soumis à l'action des organes digestifs, par 15 grammes d'acide sulfurique concentré, qu'on a ajouté par petites portions, afin d'éviter l'élévation de température; on a prolongé le contact pendant quarante-huit heures, on a ajouté ensuite une grande quantité d'eau, et on a fait bouillir le mélange pendant plusieurs heures. La liqueur acide ayant été saturée par la craie, on a filtré, et, à l'aide du tartrate de cuivre potassique et du saccharimètre, on a trouvé 4 grammes 15 centigrammes de glucose.

Une expérience semblable, faite avec la cellulose pure, a donné 4 grammes 17 centigrammes de glucose pour 10 grammes de cellulose.

H. Enfin, j'ai fait un appel à la physiologie, et voici les renseignements précis qu'elle m'a fournis. J'ai nourri deux chiens : l'un, avec un mélange de bouillon et de pain blanc de première qualité ; l'autre, avec un mélange de bouillon et de son. La quantité de bouillon était exactement la même; mais on a dû tenir compte, pour le pain et le son, de la proportion d'eau qu'ils renfermaient, et on a augmenté la ration de son, donné d'ailleurs à discrétion, de 10 pour 100, qui représente la quantité de cellulose admise par quelques chimistes (1). Le chien nourri avec la bouillie de son, qui pesait 5 kilogrammes 250 grammes, a perdu, dans l'espace de huit jours, 870 grammes, et il était tellement affaibli, qu'on n'aurait pas pu continuer sans danger cette expérience.

L'autre chien pesait 5 kilogrammes 240 grammes, et son poids a diminué de 320 grammes dans le même espace de temps. Cette diminution de poids tenait non pas à la nature, mais à l'insuffisance des aliments qu'ils recevaient, le premier chien mangeant avec répugnance la quantité correspondante de bouillon et de son qu'on lui donnait.

---

(1) On a donné pour 138 parties de pain, contenant 38 pour 100 d'eau, 125 parties de son.

Le chien nourri d'abord avec du pain a été soumis, à son tour, au régime du bouillon et du son, et les résultats ont été les mêmes.

Dans une troisième expérience, on a donné à l'un des deux chiens du son et du bouillon à discrétion, et à l'autre du pain et du bouillon également à discrétion; la quantité de bouillon était la même pour les deux.

Le premier chien, qui pesait 5 kilogrammes 360 grammes, a perdu, dans l'espace de huit jours, 455 grammes; l'autre, dont le poids s'élevait à 4 kilogrammes 975 grammes, a gagné 210 grammes.

J'ai répété ces mêmes expériences avec des poules, et les résultats n'ont pas varié: celles qui ont été nourries avec le son ont constamment perdu de leur poids.

Il résulte des faits qui précèdent que le son renferme beaucoup de cellulose et de substances non assimilables. Il est donc indispensable de recourir à une autre méthode pour déterminer la proportion de matière alimentaire contenue dans le son. Voici le procédé que j'ai mis en usage

On a fait digérer, pendant quarante-huit heures, une quantité connue de son dans l'eau froide; on a filtré et on a lavé le résidu. Par l'évaporation de la liqueur, on a obtenu le poids des sels solubles, de la dextrine, du sucre, et des matières azotées solubles dans l'eau. Le sucre a été séparé au moyen de l'alcool, et, après l'avoir traité par de l'eau acidulée, on l'a dosé à l'aide du tartrate de cuivre potassique. La matière azotée a été déterminée par la quantité d'azote; on a obtenu les sels par la calcination, et la différence a donné la proportion de dextrine. On a pu, d'ailleurs, doser directement celle-ci en la transformant en sucre par l'acide sulfurique. La liqueur qu'on obtient par l'eau froide laisse précipiter des flocons abondants d'albumine, lorsqu'on en élève la température jusqu'à l'ébullition.

J'ai dosé les matières grasses en traitant plusieurs fois le son desséché à 130° par l'éther pur.

J'ai reconnu la proportion d'amidon contenue dans le son en le transformant en sucre par la diastase, et en prenant les précautions indiquées. J'ai remarqué que l'action de l'infusion tiède d'orge germée sur l'amidon est beaucoup plus prompte que celle de la diastase pure; mais l'infusion donnant, par suite de la fermentation, un dépôt blanc assez considérable d'une substance albumineuse qui vient s'ajouter au gluten, j'ai dû renoncer à ce moyen.

Le mélange de son et de diastase a été ensuite jeté sur un filtre, et le dépôt, étant lavé et desséché, a donné le poids des matières azotées, de la cellulose, des matières colorantes, incrustantes, résineuses, etc. Une partie de l'amidon existant encore dans la liqueur filtrée à l'état de dextrine, on a converti celle-ci en sucre par l'ébullition en présence de l'acide sulfurique. On a dosé ensuite le glucose par le tartrate de cuivre et de potasse, et on a obtenu la proportion d'amidon en retranchant, par le calcul, la quantité de sucre et de dextrine fournie par une autre opération.

J'ai dosé les matières azotées par le procédé de M. Péligot, dont j'ai déjà fait connaître les avantages.

J'ai analysé par ce procédé plusieurs échantillons de son que M. Berger, syndic de la boulangerie de Paris, et M. Gley, agent comptable de la manutention militaire du quai de Billy, ont bien voulu me procurer.

Voici quelques-uns des résultats que j'ai obtenus :

Traitement par la diastase.

EXPÉRIENCES.	POIDS DU SON.	EAU.	MATIÈRES SOLUBLES.	POIDS DU RÉSIDU.
	gr.	gr. c.	gr. c.	gr. c.
1re expérience....	10	1 267	3 147	5 582
2e expérience....	10	1 262	3 204	5 521
3e expérience....	10	1 269	3 158	5 553

Le résidu ne contenait plus aucune trace d'amidon; j'y ai trouvé d'ailleurs la même quantité d'azote que dans tout le son soumis à l'action de la diastase, en défalquant, bien entendu, la matière azotée soluble dans l'eau froide, et dont la proportion a été déterminée par d'autres expériences. Il est évident que ce résidu ne pouvait contenir, après la séparation des matières grasses, que des matières azotées et des substances non assimilables, et que, pour avoir le poids de celles-ci, il a suffi de déduire du chiffre obtenu la quantité de matière azotée alimentaire.

Je résume dans le tableau suivant, qui comprend trois analyses, les résultats que j'ai obtenus :

Analyse du son.

	1re EXPÉRIENCE.	2e EXPÉRIENCE.	3e EXPÉRIENCE.	MOYENNE
Eau	12,673	12,632	12,703	12,669
Sucre	1,971	1,828	1,930	1,909
Matière soluble non azotée (dextrine ou substances congénères)	7,727	7,699	7.703	7,709
Matière soluble azotée (albumine.)	5,607	5,626	5,612	5,615
Matières azotées insolubles. { assimilables	3,858	3,860	3,884	3,867
Matières azotées insolubles. { non assimilables	3,516	3.512	3,520	3,516
Matières grasses	2,807	2,998	2,827	2 877
Amidon	21,649	21,802	21,625	21,692
Ligneux	34,405	34,597	34,723	34,575
Sels	5,760	5,406	5,378	5,514
	99,973	99,960	99,905	99,943

Il résulte des analyses précédentes, que le son contient 44 pour 100 de matières assimilables et 56 pour 100 de substances qui ne peuvent pas servir à la nutrition. Les moyens que j'ai employés pour la séparation de l'amidon, de la dextrine et du sucre, et pour le dosage des matières azotées, me mettent entièrement à l'abri des reproches qu'on a adressés aux méthodes d'analyse qui reposent sur l'emploi des acides et des alcalis; ces dissolvants attaquant le ligneux et la matière incrustante, il est évident que ce mode de dosage est inexact. J'ai analysé d'autres échantillons de son moins riches en matières alimentaires, que je me suis procuré chez différents meuniers. Leur composition est représentée par les chiffres suivants :

Eau	12,7
Amidon, dextrine et sucre	24,0
Matières azotées assimilables et non assimilables	12,4
Matières grasses	3,0
Sels	5,0
Ligneux	42,9
	100,0

Cette proportion si élevée de matières réfractaires à l'action des organes digestifs justifie donc l'élimination du son de la farine, et la perte qui résulte de l'opération du blutage On ne saurait nier d'ailleurs que le pain préparé avec la farine brute est généralement brun, mal levé, d'un aspect peu appétissant, d'une saveur aigre, et d'une digestion souvent difficile.

Les boulangers les plus distingués, M. Robine, par exemple, ont observé que la farine de froment brute absorbe plus d'eau et produit plus de pain que la farine blanche. M. Trochu, officier principal des subsistances militaires, a remarqué, de son côté, que le son absorbe 1,240 de son propre poids d'eau, et la recoupe 0,998 seulement. Avant eux, l'illustre Parmentier avait déclaré, dans un mémoire sur le pain des troupes, et dans le *Manuel du boulanger*, que le son en substance, quelque divisé qu'on le suppose, fait du poids et non du pain, que ce n'est pas une économie de faire entrer le son dans la composition du pain, non-seulement parce qu'il ne nourrit pas lui-même, mais encore à cause des obstacles qu'il apporte nécessairement à la fabrication du pain. Il a encore un défaut capital, ajoute Parmentier, c'est de passer en entier, *tel qu'on l'a pris, sans être digeré.* Il est utile de faire remarquer que ces observations, trop sévères peut-être, se rapportent au pain bis et grossier que l'on distribuait aux troupes avant 1799.

La question que j'examine est résolue, d'ailleurs, par la pratique de tous les temps et de tous les peuples. On remarque, en effet, que les populations rejettent une partie du son dans les années abondantes, et à mesure que leur bien-être augmente, que les ouvriers des villes ne mangent que du pain blanc, et que l'administration de la guerre a élevé, depuis quelques années, le blutage de la farine à 15 pour 100 d'extraction du son. Il n'est donc pas possible de songer à fabriquer, comme on l'a proposé, du pain avec la farine brute; personne n'en mange. Il est d'ailleurs de bonne économie, comme le fait observer M. Bouchardat, de donner le pain blanc aux hommes, et de faire utiliser le son aux ruminants, qui nous le rendent sous forme de lait et de viande. En temps de suffisante récolte, faire consommer le son aux hommes qui le digèrent mal, ajoute le même auteur, est une mauvaise opération au point de vue économique, et vouloir revenir au blutage inférieur, c'est aller en arrière du progrès.

J'ai fait voir qu'on peut obtenir du pain de munition très-bon et très-nourrissant avec la farine de froment blutée à 15 pour 100. Le son qu'on y laisse est peut-être utile en ce sens qu'il retient plus longtemps dans les organes digestifs les principes assimilables. En effet, beaucoup de physiologistes admettent que la puissance nutritive des aliments n'augmente pas d'une manière absolue en raison directe de la concentration des éléments assimilables qui entrent dans leur composition, et que, pour être bien digérés, les principes nutritifs ont besoin d'être mélangés avec des matières plus réfractaires. Ce serait le rôle du son, lorsqu'il se trouve en *proportion convenable* dans le pain de munition. Avec un pain trop léger, trop prompt à traverser l'appareil digestif, des jeunes gens robustes, soumis, comme le sont nos soldats, à des exercices et à des labeurs souvent pénibles et prolongés, ne sauraient être aussi bien nourris qu'avec le pain de munition (1). Cependant j'exprime le vœu que la proportion de son soit encore diminuée.

Depuis longtemps déjà on a essayé de séparer la matière alimentaire du son Ainsi, en 1770, M. de la Jutais fit connaître un moyen qui, suivant lui, permettait d'augmenter de plus d'un quart le produit du pain avec la même quantité de farine. Son procédé consistait tout simplement à faire bouillir, pendant une heure, le gros son dans l'eau, et à passer la liqueur, qui servait ensuite pour la préparation du levain et pour le pétrissage.

Parmentier lui-même fit de nombreux essais dans le but de faire servir la farine qui reste attachée au son; mais ces tentatives, qu'on a renouvelées dans ces derniers temps, n'ont pas réussi. Le rendement de la farine est sans doute augmenté, mais il ne compense pas les frais assez considérables que ces manipulations exigent. D'ailleurs, le pain est moins blanc et a une saveur moins agréable, et le son, traité par l'eau bouillante, est tellement appauvri, qu'il ne peut plus servir à la nourriture des bestiaux. Il faut donc renoncer à ce procédé.

Quelques praticiens ont proposé de moudre les blés, de séparer les sons, de les remoudre encore, et enfin de bluter la farine au taux règlementaire. Ils affirment que, par ce moyen, on obtient de très-beau pain. De nombreuses expériences ont été faites depuis quelques années par l'administration de la guerre, dans le but de savoir s'il y a utilité à remoudre les sons. Il résulte des épreuves de panification qui ont été exécutées en 1850, sous la direction spéciale de M. Le Cauchois-Féraud, par la haute commission des

(1) Rapport fait, en 1851, à M. le Ministre de la guerre, au nom de la haute commission des subsistances militaires.

subsistances militaires, dont je faisais partie, que le pain de munition préparé avec des farines dont une portion a été remoulue et dans lesquelles les sons se trouvent plus divisés, a une teinte plus grise que le pain de munition fabriqué par les procédés ordinaires. Aussi le projet de la remouture des sons, très-coûteux d'ailleurs, fut-il repoussé à l'unanimité par la commission.

La séparation complète et économique de la matière alimentaire du son est donc un problème que l'industrie n'a pas encore résolu ; à mon avis, ce résultat si désirable ne peut être obtenu qu'en perfectionnant les moyens mécaniques dont le meunier fait usage. Déjà les perfectionnements de la meunerie ont fait gagner à l'homme une quantité considérable de substances nutritives, puisque, au XVIIe siècle, on perdait 40 pour 100 de matière assimilable, et que la perte se réduit aujourd'hui à 12 ou 15 pour 100.

Je considère comme un devoir, en terminant ce travail, de citer le nom d'un de mes élèves, M. Lefranc, pharmacien aide-major très-distingué, dont le concours m'a été si souvent utile dans les nombreuses analyses que j'ai dû exécuter.

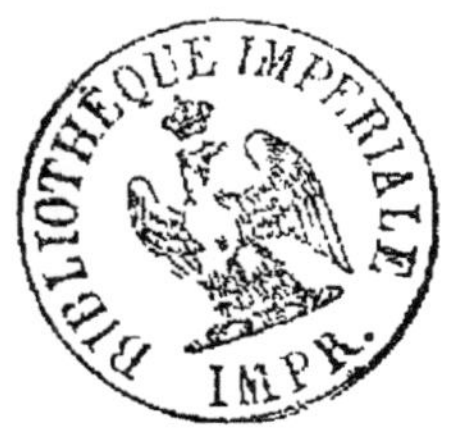

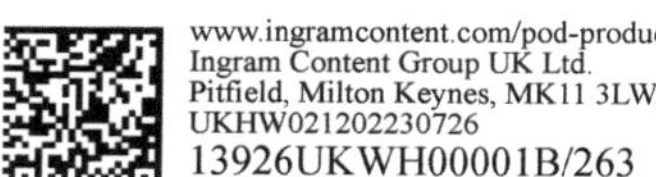

www.ingramcontent.com/pod-product-compliance
Ingram Content Group UK Ltd.
Pitfield, Milton Keynes, MK11 3LW, UK
UKHW021202230726
13926UKWH00001B/263